BEI GRIN MACHT SICH IHR WISSEN BEZAHLT

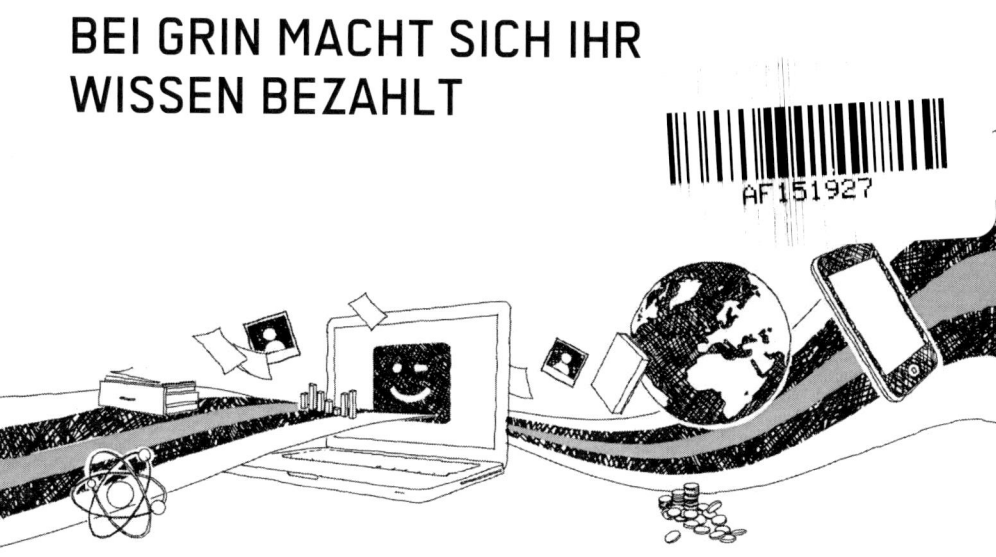
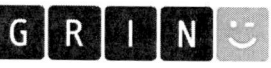

Lotte Habermann-Horstmeier

Ernährungsrichtlinien für die Schulen und Horte der Stadt Zürich

Analyse und Beurteilung des Projektes in Bezug auf die relevanten Aspekte von Gesundheit 21 - Gesundheit für alle im 21. Jahrhundert

GRIN Verlag

Bibliografische Information der Deutschen Nationalbibliothek:

Die Deutsche Bibliothek verzeichnet diese Publikation in der Deutschen National-
bibliografie; detaillierte bibliografische Daten sind im Internet über http://dnb.d-
nb.de/ abrufbar.

Impressum:

Copyright © 2010 GRIN Verlag GmbH
Druck und Bindung: Books on Demand GmbH, Norderstedt Germany
ISBN: 978-3-656-27294-6

Dieses Buch bei GRIN:

http://www.grin.com/de/e-book/201209/ernaehrungsrichtlinien-fuer-die-schulen-
und-horte-der-stadt-zuerich

GRIN - Your knowledge has value

Der GRIN Verlag publiziert seit 1998 wissenschaftliche Arbeiten von Studenten, Hochschullehrern und anderen Akademikern als eBook und gedrucktes Buch. Die Verlagswebsite www.grin.com ist die ideale Plattform zur Veröffentlichung von Hausarbeiten, Abschlussarbeiten, wissenschaftlichen Aufsätzen, Dissertationen und Fachbüchern.

Besuchen Sie uns im Internet:

http://www.grin.com/

http://www.facebook.com/grincom

http://www.twitter.com/grin_com

Dr. med. Lotte Habermann-Horstmeier

Projekt:
Ernährungsrichtlinien für die Schulen und Horte
der Stadt Zürich

Analyse und Beurteilung des Projektes in Bezug auf die relevanten Aspekte von
Gesundheit 21 - Gesundheit für alle im 21. Jahrhundert

Leistungsnachweis im Kurs „Gesundheitsförderung und Prävention
reflektieren und in Konzeptarbeit anwenden" (B204.30.10) im
Master-Studiengang *Public Health* an den Universitäten Zürich, Bern
und Basel (CH)

I. Einleitung

In einer Umgebung, die einerseits durch ein Warenüberangebot, sitzende Tätigkeiten, passive Freizeitgestaltung und Fast Food gekennzeichnet ist (Frankhänel 2007), in der andererseits jedoch auch ein extremes Schlankheitsideal v.a. über die Medien verbreitet wird (DGE 2000), ist es für Kinder und Jugendliche nicht leicht, sich gesund zu ernähren. Die *Ernährungsrichtlinien für die Schulen und Horte der Stadt Zürich* (Honegger Schnyder et al. 2010;) wollen hier Vorbild sein und den Kindern/ Jugendlichen frühzeitig Orientierung bieten. Auch die WHO (o.J.) setzt sich im Rahmen ihres Leitpapiers *Gesundheit 21* das Ziel, mehr Kindern und Jugendlichen einen gesunden Start ins Leben zu ermöglichen und damit auch die Zahl chronischer Krankheiten z.b. infolge Übergewichts zu verringern. Aufgabe dieses Textes ist es, das Projekt „Ernährungsrichtlinien für die Schulen der Stadt Zürich" in Bezug auf die relevanten Aspekte von *Gesundheit 21* zu analysieren und zu beurteilen.

II. Vorstellung des Projekts „Ernährungsrichtlinien für die Schulen und Horte der Stadt Zürich"

Um eine gesunde Pausen- und Hortverpflegung sicherzustellen, wurden von den Schulgesundheitsdiensten der Stadt Zürich Ernährungsrichtlinien für alle im Rahmen des Schulbetriebs angebotenen Mahlzeiten, Speisen und Getränke erstellt (Honegger Schnyder et al. 2010; Behringer 2010). Die Ernährungsrichtlinien beziehen sich auf die Angebote über Verpflegungsautomaten an Schulen, die Pausenverpflegung, die Verpflegung bei Sporttagen, Projektwochen etc. sowie die Verpflegung in Betreuungseinrichtungen (Horte und Morgentische). Den Empfehlungen zugrunde gelegt wurden die Aussagen des *Forschungsinstituts für Kinderernährung Dort-*

mund (FKE) und der *Schweizerischen Gesellschaft für Ernährung (SGE)* zu einer gesunden Ernährung für Kinder und Jugendliche. Hiernach werden u.a. ein reichliches Angebot an Obst, Gemüse und Salat sowie der Verzicht auf Süßgetränke und fettreiche Snacks empfohlen. Nachdem die Richtlinien von der Konferenz der SchulpräsidentInnen der Stadt Zürich befürwortet wurden, konnten sie im März 2009 eingeführt werden. Seit Januar 2010 sind sie für alle Schulen der Stadt Zürich verbindlich.

Zur Umsetzung der Richtlinien erhielten alle Schul- und HortleiterInnen in der Stadt Zürich ein schriftliches Dossier, in dem die Ernährungsrichtlinien erläutert wurden. Allen wurde zudem eine beratende Unterstützung durch eine Ernährungsberaterin angeboten. Die neuen Ernährungsrichtlinien wurden darüber hinaus im Rahmen einer Medienkonferenz vorgestellt. Ein Jahr nach der Einführung wurde der Stand der Umsetzung in den Einrichtungen erfragt. Gefragt wurde darüber hinaus nach förderlichen und hinderlichen Faktoren im Prozess der Umsetzung sowie nach der allgemeinen Akzeptanz der Richtlinien. Die Ergebnisse aus diesem Evaluationsprozess sollen es den Schulgesundheitsdiensten der Stadt Zürich in Zukunft ermöglichen, ihr Unterstützungs- und Beratungsangebot noch besser an die Bedürfnisse anzupassen sowie Maßnahmen zur Sicherung der Nachhaltigkeit zu treffen.

III. Relevante Aspekte des Leitpapiers Gesundheit 21

Das Regionalbüro der WHO für Europa hat 1998 das in Kooperation mit 51 europäischen Mitgliedsstaaten entworfene Leitpapier *Gesundheit 21* verabschiedet (WHO o.J.). Ziel dieser Strategie für das 21. Jahrhundert ist es, das fundamentale Menschenrecht auf einen bestmöglichen Gesundheitszustand zu verwirklichen. Gesundheit ist hiernach ein wesentlicher Bestandteil der menschlichen Entwicklung, der es den Menschen ermöglichen soll, ein sozial und wirtschaftlich produktives Leben zu führen. Erreicht werden soll dies durch relevante regionale und nationale Konzepte und Strategien, die die Gesundheit der Bevölkerung während der gesamten Lebensspanne fördern und schützen sowie die Inzidenz der wichtigsten Krankheiten und Verletzungen reduzieren und darauf zurückzuführendes Leiden mindern. Hierzu wurden 21 Ziele formuliert, die sich folgendermaßen gruppieren lassen:

- Chancengleichheit und Solidarität auf nationaler und internationaler Ebene

- Gesundheit in jedem Lebensabschnitt

- Reduzierung der Inzidenz der wichtigsten Krankheiten/Verletzungen

- Präventive Maßnahmen zur Gesundheitsförderung

- Aufbau von qualitätsorientierten, kostenwirksamen regionalen, nationalen und internationalen Strukturen, Konzepten und Strategien zur Gesundheitsförderung und Gesundheitsversorgung

Wichtige Aspekte auf allen Ebenen sind dabei gesundheitliche Chancengleichheit und Solidarität im Handeln sowie Partizipation und Rechenschaftspflicht.

IV. Stärken und Schwächen bei der Umsetzung der relevanten Leitpapier-Aspekte im Rahmen des diskutierten Projekts

Im Folgenden wird nun das Projekt *Ernährungsrichtlinien für die Schulen der Stadt Zürich* in Bezug auf die relevanten Aspekte von *Gesundheit 21* analysiert und beurteilt (vgl. Guggenbühl/Kopp 2010).

Interventionsziele, Interventionsebene, Interventionsansatz

Hauptzweck und Ziel des Rahmenkonzeptes *Gesundheit 21* ist es, das fundamentale Menschenrecht auf einen bestmöglichen Gesundheitszustand zu verwirklichen. Dieses Ziel wird durch das Züricher Ernährungsrichtlinien-Projekt unterstützt, da es den Kindern und Jugendlichen in der Stadt Zürich die Möglichkeit bietet, im schulischen Bereich eine gesunde, ausgewogene Ernährung kennen zu lernen und damit im positiven Sinne

4

prägend auf die Bildung ihrer Lebens- und Ernährungsgewohnheiten Einfluss zu nehmen. Das Projekt richtet sich somit - entsprechend den Gesundheitszielen 3 und 4 von *Gesundheit 21* - auf die frühen Lebensphasen. Hier werden jedoch – anders als bei den auf *Gesundheit 21* basierenden *Gesundheitszielen für die Schweiz* (Ackermann-Liebrich et al. 2002) - keine konkreten Zahlen für ein zu erreichendes Gesundheitsziel in einem bestimmten Zeitraum genannt, sodass es in Zukunft schwierig sein wird, ggf. nicht erreichte Ziele einzufordern. Gleichwohl lässt sich das Züricher Projekt gut in den Rahmen *Gesundheitsziele für die Schweiz* einordnen. Es unterstützt dort v.a. die Ziele 4[1], 11[2] und 13[3].

Das Ernährungsrichtlinien-Projekt ist seit Januar 2010 für alle Züricher Schulen verbindlich und richtet sich damit an alle Kinder und Jugendlichen, die diese Schulen besuchen. Der größte Teil der Verpflegung an den Schulen läuft jedoch über Horte und Morgentische, die derzeit nur etwa ein Drittel der Kinder und Jugendlichen im schulpflichtigen Alter schulergänzend betreuen. Damit kann das Projekt noch nicht alle Kinder und Jugendlichen der Stadt in vollem Umfang erreichen, was Fragen in Bezug auf Chancengleichheit und soziale Gerechtigkeit aufwirft (s.u.).

Bei dem Züricher Projekt handelt es sich nach Aussagen des Schulgesundheitsdienstes der Stadt um eine Maßnahme der *Verhältnisprävention*. Den Kindern/Jugendlichen soll durch Veränderungen der schulischen Umwelt sowie der gesellschaftlichen Verhältnisse in den Schulen ermöglicht werden, sich gesund und ausgewogen zu ernähren. Gleichzeitig betonte die Vertreterin des Schulgesundheitsdienstes bei der Vorstellung des Projektes am 04. Dez. 2010 im Rahmen des PH-Moduls B204.30.10, dass es in erster Linie das Ziel dieser Maßnahme sei, Gesundheit zu ermöglichen (→ Definition 'Gesundheitsförderung'; vgl. Kickbusch, 2003) und erst in zweiter Linie, durch spezielle Risikogruppenangebote und individuelle

---

[1] Ziel 4: Schaffung gesundheitsförderlicher Lebenswelten: „Bis zum Jahr 2010 sind in allen Schulen gesundheitsfördernde Programme eingeführt."
[2] Ziel 11: Gesünder leben – Ernährung
[3] Ziel 13: Settings zur Förderung der Gesundheit: „Das Netzwerk 'Gesunde Schule' umfasst bis zum Jahr 2010 50% aller Schulen in der Schweiz."

Beratung Gesundheitsschäden zu verhindern bzw. minimieren (→ Definition ′Primär-′ bzw. ′Sekundärprävention′; vgl. Walter et al. 2003).

Chancengleichheit und Nachhaltigkeit

Chancengleichheit, Solidarität, soziale Gerechtigkeit sowie die Einbeziehung der unterschiedlichen Bedürfnisse von Männern und Frauen ziehen sich als grundlegende Werthaltungen und Prinzipien durch das gesamte Rahmenkonzept von *Gesundheit 21*. Wie bereits gesagt, richtet sich das Züricher Projekt an alle Kinder und Jugendlichen, die die Schulen der Stadt besuchen, sodass hier Chancengleichheit hergestellt sein sollte. Da jedoch der größte Teil der schulischen Verpflegung über Horte/Morgentische läuft, die nur von etwa einem Drittel der Kinder und Jugendlichen in Anspruch genommen werden, muss hier doch die Frage nach der Verwirklichung von Chancengleichheit und sozialer Gerechtigkeit gestellt werden. Es ist nicht klar, welche Kinder/Jugendlichen aus welchen sozialen Schichten auf das Hort- bzw. Morgentisch-Angebot zurückgreifen (können) und ob sich hieraus eine Ungleichbehandlung in Bezug auf das Projektziel ergibt. Ebenfalls wird nicht deutlich, ob die in der Pubertät erstmals auftretenden Genderaspekte in Bezug auf Ernährungsbedürfnisse und Ernährungsverhalten (vgl. Setzwein 2004) bei der Formulierung und Umsetzung der Ernährungsrichtlinien Berücksichtigung fanden.

In der Einleitung des Leitpapiers *Gesundheit 21* wird betont, dass dieses Rahmenkonzept keine ′Eintagsfliege′ sein soll. Die durch *Gesundheit 21* angeregten Themengebiete sollen systematisch beobachtet und Veröffentlichungen dazu in regelmäßigen Abständen aktualisiert werden (→ Nachhaltigkeit; vgl. Guggenbühl/Kopp 2010). Auch das Züricher Projekt hat ein Jahr nach Einführung der Richtlinien den Stand der Umsetzung, die Akzeptanz der Richtlinien sowie förderliche und hinderliche Faktoren bei der Umsetzung der Richtlinien erfragt, u.a. um daraus Maßnahmen zur Sicherung der Nachhaltigkeit des Projektes abzuleiten. Angedacht ist eine Wiederholung der Evaluation, um die Nachhaltigkeit der Veränderungen zu überprüfen. Durch verschiedene Aktionen werden die Richtlinien schon heute immer wieder in das Bewusstsein des Betreuungspersonals gerufen. Darüber hinaus ist ökologische Nachhaltigkeit ein wichtiges Ziel des Partners *menueandmore*[4], der für die Hortverpflegung verantwortlich ist[5].

Methoden

Das Rahmenkonzept **Gesundheit 21** sieht zur Umsetzung der 21 definierten Gesundheitsziele den Aufbau von qualitätsorientierten, kostenwirksamen, regionalen, nationalen und internationalen Strukturen, Konzepten und Strategien zur Gesundheitsförderung und Gesundheitsversorgung vor. Um dies zu verwirklichen, werden wissenschaftlich fundierte Konzepte und Strategien auf regionaler und nationaler Basis erarbeitet, umgesetzt und evaluiert. Ziel ist es Handlungsstrategien zu entwickeln, die in allen genannten Bereichen zu einer demokratischeren, sozial verantwortlichen und nachhaltigen Entwicklung führen. Daran partizipieren sollen Einzelne, Gruppen, Institutionen und Gemeinschaften auf allen Ebenen. In diesem Zusammenhang sollen die bestehenden Gesundheitssysteme ausgebaut, angepasst und ggf. reformiert werden, sodass sie allgemein zugänglich, bedarfsgerecht, bezahlbar und zukunftsfähig sind. Hierzu ist konzertiertes Handeln und partnerschaftliche Zusammenarbeit der gleichberechtigten agierenden WHO-Mitgliedstaaten vonnöten.

Die Züricher Ernährungsrichtlinien entstanden aus einer Initiative des Schul- und Sportdepartements der Stadt Zürich (→ Top-down-Ansatz). Bei der Erarbeitung der Richtlinien wurden Kinder und Jugendliche nicht direkt mit einbezogen. Wünsche und Anregungen von (zumeist gut gebildeten Mittelschicht-) Eltern, die sich in der Vergangenheit und während des Entstehungsprozesses an die Schulgesundheitsdienste gewandt hatten,

---

[4] s. http://www.menuandmore.ch/qualitaet-sicherheit-und-umwelt/umwelt/
[5] Z.B. wird der ausschließliche Einsatz von Fischen aus nachhaltigem Fang oder aus umweltfreundlicher Zucht gefordert, ebenso der Einsatz von *Fairtrade*-Produkten, wo dies möglich ist.

konnten in die Arbeit mit einfließen. Als Hauptzielgruppe verstanden die MitarbeiterInnen der Schulgesundheitsdienste jedoch LehrerInnen, Hortmitarbeiterinnen und Hauswirtschaftspersonen. Kontakt bestand darüber hinaus zu Elterngremien, dem Sportamt und dem Schweizerischen Verband dipl. Ernährungsberater/innen HF/FH. Eine darüber hinaus gehende nationale Vernetzung mit anderen nationalen oder internationalen Institutionen oder Programmen war nicht ersichtlich. Partizipation im Sinne einer Einbindung der betroffenen Individuen in Entscheidungsprozesse und Maßnahmen fand damit nur in beschränktem Maße statt. Es wurden bestimmte Gruppen angehört, von einer breiten Mitbestimmung oder gar Selbstorganisation kann hier jedoch keine Rede sein. *Empowerment*, ein zentraler Begriff aus der Ottawa Charta (WHO 1986), findet sich als eigener Begriff nicht im Leitpapier *Gesundheit 21*. Inwieweit die Züricher Ernährungsrichtlinien die Autonomie und Selbstbestimmung der Betroffenen so erhöhen, dass sie ihre Interessen eigenmächtig, selbstverantwortlich und selbstbestimmt vertreten können, ist v.a. infolge des gewählten *Top-down-Ansatzes* fraglich.

V. Verbesserungs- und Änderungsvorschläge für das Projekt

Eine verstärkte Legitimation des Ansatzes sowie eine Stärkung von Individuum und Gemeinschaft (*Empowerment*) könnte durch das vermehrte Einbeziehen der eigentlichen Zielgruppe, der Kinder/Jugendlichen und deren Eltern (*Partizipation*) erreicht werden. Hierdurch könnten z.B. noch mehr Informationen gewonnen werden, die die Umsetzung der Richtlinien erleichtern könnte. Für zukünftige Projekte wäre ein Ansatz empfehlenswert, der eher dem *Bottom-up-Prinzip* entspricht.
Darüber hinaus wäre es sinnvoll, bei Planung und Umsetzung vermehrt Kooperationen auf unterschiedlichen Ebenen (Stadt, Kanton, national, international) einzugehen. Zu Beginn eines Projektes sollte eruiert werden, welche Projekte es in dem angestrebten Themenbereich schon gibt, an

die man sich evtl. anschließen kann. Auch sind Kooperationen mit Projekten sinnvoll, bei denen ebenfalls die Gesundheitsförderung bei Kindern/Jugendlichen im Vordergrund steht, die dieses Ziel jedoch über eine andere Strategie erreichen wollen (z.B. Bewegungsprojekte).

In Bezug auf Chancengleichheit und soziale Gerechtigkeit sollte erfragt werden, welche Kinder/Jugendlichen die Hortverpflegung und das Morgentisch-Angebot in Anspruch nehmen. Falls sich hier soziale Ungleichheiten zeigen, wäre dies ein wichtiger Hinweis darauf, das Angebot weiter auszubreiten und allen SchülerInnen, gleich welcher Herkunft und Schichtzugehörigkeit, zugänglich zu machen.

Im Rahmen der Evaluation sollte nicht nur auf die Akzeptanz und den Grad der Umsetzung eingegangen werden. Es sollte nach Möglichkeit auch die Wirksamkeit der Maßnahme überprüft werden - auch wenn dies aufgrund der vielen Faktoren, die hier Einfluss nehmen können, sowie aufgrund der begrenzten Mittel, die zur Verfügung stehen, sicherlich nicht leicht umzusetzen ist.

Die Vertreterin der Schulgesundheitsdienste sah einen Verbesserungsbedarf bei der Umsetzung der Richtlinien in Bezug auf Süßgetränken und Süßigkeiten (z.B. auch während Schulveranstaltungen, an Festtagen etc.). Hier könnte die Einbeziehung der SchülerInnen und Eltern vielleicht helfen, die Akzeptanz von Richtlinien zu vergrößern. Auch der Umgang mit den örtlichen Medien sowie mit den Hauswirtschaftslehrpersonen sei nicht optimal gelaufen. Dies könnte dadurch verbessert werden, dass die Projektinhalte den Vertretern der Medien ebenso wie den übrigen Zielgruppenvertreten schon frühzeitig auf einem gemeinsamen Meeting erläutert werden. Wichtig ist hier insbesondere die Teilnahme von solchen Elternvertreter und Vertretern von Kindern/ Jugendlichen, die dem Projekt positiv gegenüber stehen.

VI. Schlusswort

Die *Ernährungsrichtlinien für die Schulen und Horte der Stadt Zürich* wollen ebenso wie das WHO-Leitpapier *Gesundheit 21* Kindern und Jugendlichen einen gesunden Start ins Leben zu ermöglichen. Gesunde Ernährung fördert neben einer gesunden Entwicklung auch das Wohlbefinden und die Leistungsfähigkeit der Schülerinnen und Schüler. Die Züricher Schulen und Horte können hier den Kinder und Jugendlichen als Vorbild dienen und auf diese Weise positiv auf deren Entwicklung einwirken. Darüber hinaus können sie zum Modell für andere Institutionen auf kantonaler, nationaler und internationaler Ebene werden.

Literatur:

- Ackermann-Liebrich U, Paccaud F, Gutzwiller F, Stutz Steiger T (2002) Gesundheitsziele für die Schweiz. Gesundheit für alle im 21. Jahrhundert (WHO Europa). Herausgegeben von der Schweizerischen Gesellschaft für Prävention und Gesundheitswesen; http://www.public-health.ch/logicio/client/publichealth/file/PHS_Gesundheitsziele_2002.pdf (Zugriff: 23.12.2010)

- Behringer R (2010) Ernährungsrichtlinien für die Schulen und Horte der Stadt Zürich. Folien zum Vortrag vom 04.12.2010 im Rahmen des Public Health-Masterstudienganges der Universitäten Basel, Bern und Zürich, Modul B204.30.10 „Gesundheitsförderung und Prävention reflektieren und in Konzeptarbeit anwenden"

- DGE (2000) Ess-Störungen – die Kehrseite des Schlankheitswahns. DGE spezial 04/2000 vom 06.09.2000; http://www.dge.de/modules.php?name=News&file=article&sid=131 (Zugriff: 23.12.2010)

- Frankhänel S (2007) Epidemie Adipositas. Jahrestagung der Deutschen Adipositas-Gesellschaft. Ernährung 1: 418-420

- Guggenbühl L, Kopp C (2010) Strukturierung der Ansätze von Gesundheitsförderung und Prävention. Folien zum Vortrag vom 03.12.2010 im Rahmen des Public Health-Masterstudienganges der Universitäten Basel, Bern und Zürich, Modul B204.30.10 „Gesundheitsförderung und Prävention reflektieren und in Konzeptarbeit anwenden"

- Honegger Schnyder M et al. (2010) Ernährungsrichtlinien für die Schulen der Stadt Zürich. Schulgesundheitsdienste der Stadt Zürich; http://www.stadt-zuerich.ch/content/dam/stzh/ssd/Deutsch/Ueber%20das%20Departement/Medienmitteilungen/2009/090309_ernaehrungsrichtlinien.pdf (Zugriff: 23.12.2010)

- Kickbusch I (2003) Gesundheitsförderung. In: Schwartz FW, Bandura B, Busse R, Leidl R, Raspe H, Siegrist J, Walter U (2003) Public Health. Gesundheit und

Gesundheitswesen. Kap. 10 Gesundheitsförderung und Prävention. Urban & Fischer, München, pp. 181ff

* Setzwein M (2004) Ernährung – Körper – Geschlecht. Zur sozialen Konstruktion von Geschlecht im kulinarischen Kontext. Forschung Soziologie. Verlag für Sozialwissenschaften, Wiesbaden

* Walter U, Schwartz FW, Robra BP, Schmidt T (2003) Prävention. In: Schwartz FW, Bandura B, Busse R, Leidl R, Raspe H, Siegrist J, Walter U (2003) Public Health. Gesundheit und Gesundheitswesen. Kap. 10 Gesundheitsförderung und Prävention. Urban & Fischer, München, pp. 189ff

* WHO, Regionalbüro für Europa (o.J.) Gesundheit 21: Eine Einführung zum Rahmenkonzept „Gesundheit für alle" für die Europäische Region der WHO. Europäische Schriftenreihe „Gesundheit für alle", Nr. 5; http://www.euro.who.int/__data/assets/pdf_file/0006/109761/EHFA5-G.pdf (Zugriff: 23.12.2010)

* WHO (1986) Health Promotion. Ottawa Charter. Charter Adopted At An International Conference On Health Promotion. The move towards a new Public Health. November 17-21, 1986, Ottawa, Ontario, Canada. http://whqlibdoc.who.int/hq/1995/WHO_HPR_HEP_95.1.pdf (Zugriff: 23.12.2010)